AF581342

OBSERVATIONS

SOUMISES RESPECTUEUSEMENT

A SA MAJESTÉ L'EMPEREUR NAPOLÉON III

AU SUJET DES OBSTACLES QUE RENCONTRE

LA DÉCOUVERTE

de la source et des moyens de prévenir

LA NAISSANCE DES ÉPIDÉMIES ET DES ÉPIZOOTIES INFECTIEUSES

Par L.-E. PLASSE

Président de la Société des Vétérinaires des Deux-Sèvres et de plusieurs Associations scientifiques.

Une idée nouvelle est un coin qu'on fait entrer par le gros bout.

MONTAIGNE.

NIORT

TYPOGRAPHIE DE ROBIN ET L. FAVRE

RUE SAINT-JEAN, 6.

A SA MAJESTÉ L'EMPEREUR NAPOLÉON III.

Felix qui potuit rerum cognoscere causas.

Virg.

Sire,

Daignez, au nom de l'humanité, permettre qu'au sujet de la question toute sanglante des Epidémies et des Epizooties, mon humble voix arrive aux pieds de Votre Majesté et l'invoque en faveur d'une découverte ayant pour objet la source de ces plaies du monde et les moyens d'en prévenir le retour.

Si la médecine comparée a largement participé aux progrès résultant de l'heureuse impulsion donnée à toute chose par votre Gouvernement, il n'en est pas moins regrettable qu'en ce qui la concerne, on ait, par prévention ou convention tacite, repoussé souvent sans examen, des idées opposées aux théories professées en haut lieu.

Les Académies de province s'en plaignent sérieusement : celle de Rouen, entre autres, mit, en 1852, au Concours, les moyens d'y remédier.

J'ose vous le dire, Sire, on tient, depuis 16 ans, à l'écart, la solution des trois problèmes suivants, cris de détresse des populations du monde entier, que la médecine n'a pu encore résoudre:

1° Quelle est la cause des épidémies et des épizooties infectieuses?

2° Comment se propagent-elles?

3° Quels sont les moyens d'en préserver la société?

En ce qui concerne la première question, des voyages, des recherches incessantes de 30 années consécutives, au milieu des sinistres, nous ont amené à découvrir que la cause du mal est *dans la nourriture composée de conserves négligées et envahies par des champignons parasites (moisissures).* Le principe toxique de ces végétaux étant ingéré, détermine le développement spontané des maladies infectieuses, en passant dans le sang qu'il altère. Mais le caractère du mal dépend des espèces de champignons et de l'intensité du toxique, toujours soumis à l'influence géologique et climatérique du globe. C'est une famille de maladies infectieuses engendrée par une famille de plantes vénéneuses.

Quant à la seconde question, nous sommes arrivé à nous rendre compte de la composition et de la nature du virus, par l'enfouissement de diverses substances moisies, et par des semis de différents grains sur la terre, au sein de laquelle le tout s'était décomposé.

Le *Botritis auranticarum,* entre autres, remarquable par sa couleur, est venu croître à la surface du sol. Mais le maïs en a absorbé dans la terre les débris par les racines; et, à sa maturité, nous avons surpris le cryptogame soulever l'épiderme des grains de cette plante, le rompre, y végéter en parasite, et y causer la mort. L'*Uredo segetum* s'est comporté de la même manière pour le blé qui périt, comme on le dit vulgairement, par le charbon.

Nous avons vu de même les cryptogames ingérés, faire naître le *charbon,* le *typhus,* la *morve,* etc., et causer la mort, ou s'implanter à la peau, après avoir déchiré l'épiderme pour y végéter en vampire, sous forme de *dartres,* de *lèpres*, d'*ulcères rongeurs,* etc.

Les sporules ne pouvant traverser le sol, ni les capillaires des racines, ou de l'estomac, et suivre, dans la circulation, la vapeur exhalée des parasites (fumet), propre à chaque plante, que trahissent les herbivores; nous considérons cette vapeur comme génératrice, à la manière des boutures : effort suprême de la création, expliquant, tout d'abord l'erreur des champions de la prétendue génération spontanée (hétérogénistes), et venant au secours de l'idée des panspermistes. Cette vapeur génératrice se combinant, chez le moribond, avec sa vapeur constitutive (fumet), que trahissent le limier et le barbet, engendre le principe volatil (virus contagifère), que l'air transporte dans les poumons des sujets sains, et inocule le mal, par génération, généralement, chez les espèces du même genre.

Nous trouvons encore notre virus contagifère traversant la terre des fosses où sont enfouis des bœufs morts du charbon, ou des moutons ayant péri par la clavelée, pour inoculer respectivement, par génération, ces affections aux bœufs et aux moutons qui flairent ces fosses.

Telle est, Sire, la solution du problème de l'origine et de la nature du virus, et du mode de transmission des Epidémies et des Epizooties infectieuses, qui sont de même nature.

Ce virus, végéto-animal, qui se conserve quand il est bien renfermé, se décompose heureusement à l'air libre, restreint ainsi l'atmosphère empestée, et explique comment, par le moindre éloignement, on peut échapper à la contagion.

Les maladies infectieuses des plantes ne connaissent pas, pour ainsi dire, ce frein. Le principe contagifère, étant ici purement végétal, se conserve à l'air et peut, sans le déplacement du moribond, être transporté à de grandes distances.

Ces secrets de la nature, que nous avons mis à découvert, ont une portée immense, en ce qu'ils éclairent définitivement la médecine sur les moyens d'étouffer les Epidémies et les Epizooties à leur naissance ; ils ont pu motiver la prévention et l'inertie avec lesquelles on a accueilli nos travaux qui, il faut l'avouer, étant sans précédent et présentés sous un nom obscur, ont dû causer une grande surprise aux sommités qui ont écrit leur succès dans les miasmes. Mais, depuis quinze ans, nos idées ont fait de tels progrès, qu'on envahit sensiblement le terrain que nous avons laborieusement défriché et semé.

Au moyen du microscope, des savants, après Delafond, ont, dans leur cabinet, en 1860, trouvé dans le sang des typhoïdes, les *corpuscules de nos parasites, dont nous avions signalé les ravages, dès 1848,* et qu'ils appellent *Bactéries.*

Ces Messieurs, agissant comme si nos ouvrages en *étiologie* n'existaient pas, se trouvent, aidés de la prétendue génération spontanée, avoir découvert la cause cryptogamique des maladies infectieuses. Le fait est proclamé; et, s'il n'était stérile, dans leur sens, nous serions dépossédé. Quoi qu'il en soit, il suffit, suivant de nombreux faits, de préserver les conserves alimentaires des parasites (moisissures), pour rendre impossible le développement spontané des Epidémies et des Epizooties transmissibles par principe volatil.

Les *maladies enzootiques,* si désastreuses, qu'on attribue également aux miasmes, et dont nous avons découvert la *cause* dans *l'influence de certains sols sur les plantes de prés naturels,* ont disparu des lieux où l'on a fait l'application des moyens préservatifs que nous avons trouvés dans *des amendements.*

Ces affections étant dues à des plantes qui ne peuvent se *régénérer par les émanations de leur décomposition, ne se transmettent pas par principe volatil et ne sortent jamais du lieu de leur naissance.*

En fait, ces dernières découvertes ont abaissé des obstacles devant nous et ont complété nos recherches, qui seraient au néant, si nous n'avions eu de la persévérance, pendant 40 années de travail, et en présence d'un mutisme obstiné.

C'est par l'application de ces découvertes que nous avons, dans l'arrondissement de Niort, fait disparaître des maladies *épizootiques* et *enzootiques* qui, de *temps immémorial,* portaient la mort et la ruine chez les cultivateurs de la plupart des 24 communes figurées sur la carte annexée à notre ouvrage, où depuis 16 ans on *jouit du calme et de la prospérité.*

Nos observations n'ont pas été moins concluantes dans les marais de la Vendée et des Deux-Sèvres. Ces faits sont décisifs.

Ayant reconnu, sur les lieux, les mêmes causes respectives pour les maladies qui ravagent la Beauce, la Sologne, la Nièvre, l'Aveyron et les environs de Toulouse : *charbon, typhus, sang de rate, goutte,* etc., nous pouvons, comme dans nos contrées, indiquer les moyens d'y prévenir ces maux, qui sont de deux ordres.

C'est pourquoi on n'a jamais pu s'entendre touchant leur nature, qui est définivement déterminée par la différence que nous avons établie entre leurs causes et les moyens de les prévenir.

L'honorable M. Davoine, n'ayant pas trouvé de corpuscules cryptogamiques dans le sang de plusieurs sujets morts du sang de rate, admet, à juste titre, que, sous ce nom, il règne en Beauce deux maladies de différente nature.

C'est ainsi que les principes fondamentaux de nos doctrines ressortent sous le voile dont on les a couverts. Placés enfin dans leur jour, ils justifieront le ton d'assurance qu'on nous a reproché en haut lieu, car jamais novateur n'a écrit sous la pression d'un si grand nombre de victimes et de tant de nations en deuil.

On a fait, à la guerre, une heureuse application de nos préceptes, concernant les Epizooties. Ainsi, après avoir reconnu que les maladies sévissaient dans les nouvelles casernes construites pour en prévenir le développement, qu'on attribuait à l'agglomération, on a cru devoir, dès la récolte, remplacer les vieux foins par des nouveaux, diminuer les approvisionnements, et les éloigner d'un mètre des murailles. Les maux ont disparu enfin avec les moisissures, et on a arrêté en fait, à la guerre, que les magasins clos seraient supprimés et remplacés par des hangars et des meules en plein air : principes que nous avions chaleureusement recommandés, avant la construction du nouveau casernement. Mais, ces résultats n'ayant pas été publiés, on n'a pas suivi nos recommandations pour les vivres du soldat. De sorte que les épidémies ont été fréquentes là où on avait arrêté les épizooties. On pourra s'assurer de ce fait par le relevé statistique des épidémies dans les casernes et dans les établissements publics, en 1862, année où les farines se moisissaient facilement.

A Niort, où la caserne était mal famée, par les épizooties qui y sévissaient, on n'en a plus vu dès l'application de nos doctrines; mais, depuis 1855, on y a observé trois épidémies désastreuses, causées par des farines moisies.

Le fournisseur peut être innocent, car on ne voit pas croître ce poison : la loi, dans l'espèce, ne saurait atteindre le coupable.

Si, dans notre dernière campagne contre les Russes, on avait mis des moulins et des blés au service de l'armée, selon l'usage des Romains qui, après les avoir abandonnés, ont été contraints d'y revenir; et si, comme nous l'avions écrit, par l'intermédiaire du ministère, au comité consultatif de l'agriculture, qui nous approuve par sa lettre du 5 février 1857, on avait, suivant l'état de la température, ouillé d'eau salée, *tous les mois*, les barils de salaison, on eût pu, ainsi, éviter les maladies infectieuses qui, en Crimée, ont fait périr tant de nos soldats.

Sur 300,900 hommes, nous en avons perdu 74,000 par les maladies et 20,000 au combat. Après la paix, les farines rapportées et distribuées dans les garnisons, ont, quoique saines en apparence, fait naître des épidémies par les moisissures. A Niort, le 7e lanciers en a éprouvé, à cette occasion, une cruelle; et des salaisons, qu'on avait aussi rapportées, ont causé le scorbut aux soldats d'une grande partie du camp de Satonay.

Si on eût exigé en blé, et non en farines, les provisions qui étaient imposées aux boulangers, le décret n'eût pas été rapporté; l'état sanitaire était assuré et la disette prévenue en même temps.

Comme on a, dans nos contrées tempérées, éteint les Epidémies et les Epizooties, et empêché leur développement partout où nos principes ont été sérieusement appliqués, on peut obtenir le même succès contre les maladies vagabondes dans les pays étrangers, filiation de cause, filiation de maladies.

Nos doctrines furent, dès l'invasion du choléra en 1849, livrées à la publicité, dans un ouvrage que M. le ministre de l'agriculture a soumis au comité consultatif; et on a pu voir qu'à la page 416 se trouve exprimé le vœu de l'organisation d'un congrès sanitaire international ayant pour objet de créer des commissions mixtes destinées à reconnattre, dans la nourriture des indigènes, la cause de ces plaies du genre humain, savoir : celle *du choléra dans l'Inde,* celle de la *fièvre jaune en Amérique méridionale,* celle de la *peste en Egypte,* et celle du *typhus contagieux des bœufs en Gallicie.* Ces faits, durant la paix générale, sont faciles à vérifier.

Ces sentinelles avancées de la civilisation auraient, depuis tantôt dix-sept ans, pu suggérer à chaque nation l'idée de surveiller les denrées alimentaires, arrêter, dès la source, ces fléaux dévastateurs et vagabonds, et préserver ainsi l'Europe des affreuses calamités qui l'ont labourée en tous sens. Mais une œuvre destinée à rendre de si grands services à l'humanité, fut, par prévention, délaissée.

Cependant on a établi un congrès sanitaire international, cette année, à Constantinople, qui peut, s'il est bien inspiré, empêcher, en Asie-Mineure, le développement de la peste, contre laquelle toutes les améliorations dues au Pacha demeureront sans effet, à ce point de vue, si les substances alimentaires n'y sont, en même temps, l'objet d'une incessante surveillance; car c'est là l'unique frein que connaissent de pareils maux.

Quant au choléra, son origine n'est point à la Mecque: il n'a pu y paraître que par les Indiens qui s'y sont rendus, ou par des objets infectés. On ne doit pas accuser la putréfaction des victimes qu'on y sacrifie: le mal régnait à la Mecque avant les cérémonies. Du reste, *il ne peut être propagé que par des cadavres humains ayant succombé à ses cruelles atteintes.* Et, pendant qu'on sera en observation en Asie-Mineure, il est à craindre que le choléra ne se dirige par la Russie, sa route ordinaire, comme en 1830 et en 1848, passant d'un homme à un autre par les affaires.

Nous pensons qu'il eût été préférable de conseiller l'établissement de quatre congrès sanitaires internationaux, tels que nous les demandions en 1849; car il serait fâcheux pour la France qu'une autre nation intervînt pour nous sortir de l'impasse des miasmes, en nous mettant dans la voie des cryptogames, la seule à suivre pour arriver au but suprême.

On est si peu fixé au sujet des miasmes et de la transmission de sujet à sujet, qu'on n'a rien arrêté en principe à l'Académie de

Médecine, à cet égard; de sorte que le choléra nous est venu cette fois de l'Inde sans encombre, comme le tyhus est arrivé dans la Grande-Bretagne.

La lettre par laquelle nous demandions, le 7 août, des mesures prohibitives contre les bœufs hongrois qui se consommaient dans Paris, a dû provoquer des mesures immédiates et le rapport qui a été heureusement suivi du décret du 5 septembre. La France, sans cela, eût été envahie par le typhus, comme l'Angleterre où cette peste a fait périr 54,000 bêtes en six mois.

La médecine comparée, du reste fort avancée, n'a, en ce qui concerne la source des Epidémies et des Epizooties, jamais rien demontré. Les savants, inaccessibles à ce qui peut réhabiliter les miasmes à ce point de vue, les accusent de tout le mal; ils affectent une foi austère pour les sentences d'Hyppocrate qui, cependant, il y a vingt-deux siècles, proclamait que les causes d'asphyxie contenues dans *l'air sont inappréciables et qu'elles doivent faire admettre d'autres causes cachées déterminant des maladies épidémiques.*

On s'est laissé tromper par les odeurs des corps en putréfaction et par les effluves des marais : de là le grand fantôme des miasmes qui semble imaginé pour combler une immense lacune. On perd ainsi de vue que ces prétendus coupables ont été analysés, sans qu'on ait jamais pu y décéler aucun toxique, ni rien de septique. Les asphyxies qu'ils produisent sont absolues, et il n'en résulte, du reste, que des phénomènes analogues à ceux de l'eau sur les noyés.

La pureté de l'air est une première nécessité, sans doute; mais peut-on, d'ailleurs, nier que des populations nombreuses vivent en bonne santé au sein des usines infectes, dans les houillères, près des lieux, des égoûts, etc., tant que les éléments de l'air se trouvent mêlés aux gaz qui s'y développent, en quantité suffisante pour fournir aux fonctions respiratoires?

Les asphyxies par les gaz les plus délétères, ne sont, certes, jamais devenues un foyer d'infection, et les restes des victimes n'offrent aucun symptôme des maladies infectieuses.

Les marais, les étangs, les rivières, sont particulièrement

accusés, eu égard aux miasmes, parce qu'on n'a pas remarqué, avec méthode, que les animaux y vivent en bonne santé; que l'athmosphère, plus humide là que dans tout autre lieu, moisit facilement les denrées qui, par leur contexture moins serrée, y sont plus disposées, et que les habitants, d'une constitution lymphatique, y donnent plus de prise au toxique et au principe contagifère.

Il est reconnu que la *pellagre*, dans le Milanais, est due au pain fait de farine de maïs moisie; nous avons pu nous convaincre sur les lieux que la *mallaria* des Marais-Pontins est due à une cause semblable. En Sologne, le parasite du seigle, ingéré avec le pain, cause une fièvre générale, puis la gangrène des extrémités : le mal varie ainsi selon l'espèce du parasite, qu'on ne peut pas toujours saisir.

Lors de la dernière épidémie de Saint-Cyr, en 1862, où l'on produisit comme cause *les miasmes sortis du sous-sol argileux, des chambres trop étroites et de l'étang de Saint-Ouen, situé à une distance d'un kilomètre et demi*, on a conseillé de grands assainissements; mais c'est surtout cette année que de nombreuses et graves épidémies surgirent dans nos casernes, même les mieux assainies, où il y avait *un fournisseur pour les vivres*. Or, puisque le mal revient même avec les assainissements, et qu'il ménage les usines infectes, où chacun se nourrit chez soi, il eût été rationel de publier l'impuissance de l'art à cet égard. Les praticiens, étant alors fixés sur les idées des maîtres de la science, n'auraient pas craint de se mettre à l'œuvre, et ainsi, nous eussions peut-être été devancé.

On ne doit pas se le dissimuler, Sire, les savants qui habitent la capitale et les grandes villes, ne peuvent pas, dans l'espèce, arriver à la découverte de la vérité. Tout est mobile, à ce point de vue, dans ces lieux; on y voit les malades dans les hôpitaux et chez soi, et l'on n'y trouve point de conserves. Les approvisionnements y sont de trop courte durée pour que, avant leur disparition, les maladies puissent y surgir. Les observateurs ne peuvent pas plus y remonter aux causes des maladies enzootiques et endémiques dépendant de l'influence de la nature du sol sur les denrées en végétation. Chez les cultivateurs, au contraire, le praticien rencontre des sujets stationnaires, des provisions pour toute l'année, lesquelles, ainsi que le terrain, fournissent des témoins fidèles du mal dont la cause part des aliments.

Le succès y est soumis à l'esprit d'investigation, et il dépend des conditions de lieux, de saisons, de récoltes, de l'état des magasins, du temps, etc., ce qui se traduit en de nombreuses années d'assiduité au travail dans le manoir et le cabinet.

Comme les grands écrivains habitent Paris, il n'existe, de la part des sommités médicales, aucun ouvrage traitant des rapports de cause à effet morbide concernant la nourriture.

En feuilletant les œuvres des hommes éminents dans les sciences, par leur savoir, et faisant abnégation de leurs propres théories pour rechercher la vérité, tels que ceux des Moncret, des Fleury, des Hutrel-Darboval, etc., etc., on y lit : « Il faut bien le « dire, il y a à l'égard des épidémies, une cause qui nous est « inconnue, un principe spécial qui donne lieu à ces maladies « hideuses dont nous ne pouvons pénétrer l'essence. »

L'honorable M. Bouillaud, homme de sens, membre savant de l'Académie de médecine, répliquant à un homme d'esprit d'Alfort, M. Boulay, qui attribuait la morve à différentes causes, dit : « *La « science ne saurait admettre de tels principes*, sans spécificité « de cause, il ne peut y avoir de spécificité d'effet. »

C'est cette cause cachée, que nous avons découverte en analysant le virus contagifère, que nous avons proclamée depuis tantôt 16 années, devant de puissants incrédules, et que nous osons mettre aujourd'hui sous votre Auguste Patronage. Il est bien utile que votre sage et puissante autorité intervienne dans une question universellement humanitaire, car l'administration subit nécessairement *les idées hippocratiques* des comités consultatifs, idées qui, après un règne illégal de vingt-deux siècles, peuvent être renversées, comme le système erroné de Gallien, concernant la circulation du sang, fût après 200 ans d'existence, anéanti par Harvay, grâce à l'heureuse intervention d'un prince anglais.

Puissiez-vous, Sire, comme j'en exprime humblement le vœu en tête de mon ouvrage, dans la supplique adressée à Votre

Majesté, requérir de l'Académie des sciences une appréciation de mes travaux. Cette célèbre compagnie, la sauve-garde des principes scientifiques, nomma, en 1848, à cet effet, une commission qui se trouva empêchée par les statuts s'opposant à ce qu'il soit fait de rapports sur des ouvrages imprimés.

J'ai l'espérance, Sire, que dans Votre Auguste et bienveillante sollicitude, vous daignerez ensuite me faire ouvrir un passage, pour démontrer authentiquement les moyens d'étouffer dans son antre l'hydre des épidémies.

J'ose vous offrir pour garant de ma demande, des succès obtenus, des lettres favorables de praticiens éminents annexées à la dite supplique, et d'autres découvertes très-importantes mentionnées aussi dans cet ouvrage, mais comprimées sous le poids de la même inertie.

Heureux, Sire, de pouvoir, avec ces travaux qui, dans la réponse à la dépêche du 21 avril 1855, furent signalés comme exclusifs, vous offrir mon système divisé en quatre doctrines, dites : *cryptogamique*, *miasmatique*, *phanérogamique* et *météorologique*. La première de ces doctrines est suivie de 30 aphorismes, et la seconde de 7...........

Daignez, Sire, accueillir l'assurance de mon respect et de mon dévouement à Votre Majesté.

PLASSE.

Niort, le 28 février 1866.

POST-SCRIPTUM. — Je ne puis ignorer, Sire, que ce qui est juste et utile doit trouver accès auprès de votre bienveillance infinie. Mais daignez excuser un vétérinaire de province, si, à l'appui de sa demande, il joint encore au travail se rattachant à cette grave question, l'exposé de titres propres à exciter l'intérêt auguste de Votre Majesté.

Le Directeur de l'École impériale vétérinaire d'Alfort.

20 février 1850.

. . . . J'ai lu avec intérêt le volume et les imprimés que vous m'avez adressés. Vos réponses aux observations du Ministre de la guerre sont très-instructives.

Les obstacles que vous rencontrez ne m'étonnent pas. Vous-même vous ne devez pas être surpris d'éprouver le sort qui a été réservé aux auteurs de toutes les belles découvertes.

Signé : MAGNE.

Le Professeur de clinique à l'École impériale vétérinaire de Toulouse.

17 décembre 1864.

. . . . Vous avez raison, l'étiologie cryptogamique fait des progrès, et vous pouvez revendiquer la part que vous avez prise à l'élucidation de cette importante question.

Peut-être aurez-vous quelques difficultés à vous faire rendre la justice qui vous est due; car il y a des gens très-remuants, sinon très-habiles, qui, de nos jours, à force de bruit, finissent par attirer sur eux l'attention publique et à se parer des dépouilles qu'ils enlèvent à autrui. Mais, tout relégué que vous êtes dans la province, la postérité vous fera la part qui vous est due.

Signé : LAFOSSE.

La question que nous avons soulevée ayant fait de grands progrès depuis le rapport du 13 novembre 1856, nous n'avons pas été surpris de voir le savant M. Raynal, d'Alfort, nous écrire à la date du 20 mai 1865, en homme dévoué à la science :

« Croyez bien que si, sur quelques légers rapports, je diffère « avec vous, personne ne rend plus de justice que moi à vos « travaux, à votre infatigable activité et à vos persévérants « efforts.

« Signé : RAYNAL. »

Monsieur le Ministre de l'agriculture, par dépêche du 31 janvier 1849, m'envoya, à mes frais, devant le jury de l'École impériale vétérinaire de Toulouse, pour exposer mes doctrines.

Ce jury, *après dix jours de conférences sur les lieux des sinistres, dans les campagnes environanntes,* répondit à M. le Ministre, à la date du 27 octobre 1851, *les propositions de M. Plasse méritent un sérieux examen.*

Signé : PARINCE.

Le savant M. Payen, par sa lettre datée du 1er juin 1849, m'annonce que le rapport d'une commission spéciale de la Société centrale d'Agriculture, composée de MM. Huzard, Delafond, Renaud, Yvart, Debehayne (est favorable à mes propositions).

Signé : PAYEN.

Un Vétérinaire départemental de Gontrecourt (Meuse).

8 mars 1850.

Je m'empresse aussitôt de vous féliciter et de déclarer qu'à vous seul revient l'insigne honneur d'avoir découvert la cause des épizooties et des épidémies typhoïdes. A vous seul, Monsieur Plasse, le droit de revendiquer la possession de ces immortelles innovations.

Signé : LOUIS.

Un Vétérinaire du train d'artillerie de la Garde impériale.

Rambouillet, 13 août 1855.

J'ai lu, cher Monsieur Plasse, votre dernier mémoire avec plaisir et peine tout à la fois. Oui, en y lisant les heureuses découvertes que vous avez faites, et que je crois justes dans bien des points, il m'est survenu de tristes réflexions sur les choses et les hommes d'ici-bas. Ce que j'ai lu dans votre brochure et ce que j'observe tous les jours me fait croire que vos découvertes sont appelées à jeter un grand jour sur l'étiologie de beaucoup de maladies graves.

De la persévérance et du courage, mon cher collègue, vous en avez, vous l'avez montré. Soyez assuré que la vérité finira par l'emporter sur les coteries, sur les petits intérêts, et que sais-je? que tout cela est à déplorer, comme tout cela retarde les progrès de la science.

Si mon témoignage d'encouragement et de reconnaissance pour vos beaux travaux peut vous être agréable, je vous l'offre bien sincèrement, et je vous assure que je serais heureux qu'il pût vous aider quelque peu à supporter toutes les peines et tous les tracas que vous avez éprouvés depuis si longtemps déjà dans l'intérêt de la science.

Signé : BAILLIF.

Un Vétérinaire de Coulonges-sur-l'Autize (Deux-Sèvres).

12 mars 1865.

. . . . Mon cher Monsieur Plasse, votre doctrine scientifique sur les cryptogames m'a paru très-intéressante, sous le rapport étiologique ; j'ai recueilli des faits qui parlent haut en sa faveur.

Averti, suivant vos préceptes, par l'odeur du pain, j'ai pu me soustraire à un grand danger en cessant de m'approvisionner chez un boulanger qui vint m'avouer que ses farines étaient moisies. Cet artisan, qui se riait de mes avis, fut lui-même, comme vous allez le voir, victime de son imprudence..... (1)

Je vous fais compliment sur l'ardeur et le talent avec lesquels vous défendez vos idées étiologiques. Je ne doute pas de votre succès. C'est en vain qu'on cherche à nier ce que les faits prouvent.

Signé : CHAUVET.

Le Chirurgien en chef de l'Hôpital de Lyon.

2 février 1851.

. . . . J'ai lu, mon cher compatriote, votre ouvrage avec le plus grand intérêt, et tout entier.

En Algérie, à Oran, en 1840 et 1841, j'ai vu un assez bon nombre de nos soldats, une quinzaine au moins, atteints de charbon envahissant tout un côté de la face, dans le cours de dyssenteries arrivées à la dernière période. (Inutile de dire qu'aucun n'a guéri.) J'avais déjà supposé qu'il fallait en *attribuer la cause à des farines moisies par l'eau de mer,* dont les lames venaient se briser auprès des magasins.

On écrasait ces farines pour les mêler avec d'autres de diverses qualités.

Signé : BRÉE.

Un Vétérinaire de Chef-Boutonne (Deux-Sèvres).

4 novembre 1854.

. . . . Je dois un tribut d'éloges à M. Plasse pour ses admirables découvertes touchant les causes des épidémies et

(1) Ce fait est cité page 80.

des épizooties. Je ne doute pas que le monde savant n'adopte irrévocablement les idées étiologiques émises par mon honorable collègue de Niort, lorsque tout semble justifier ce qu'il a si *généreusement* publié.

J'ai, pour mon compte, vérifié la justesse de ses observations relatives aux nombreux avortements qui se produisent dans certaines années, *sans cause connue*, chez les juments poulinières de notre pays. La grange consultée m'a, à chaque fois, livré, sous la figure de champignons de diverses formes, l'ennemi invisible qu'en désespoir de cause le paysan, avec son gros bon sens, appelle *sort*.

J'ai observé un grand nombre de faits qui constatent l'effet produit par l'injection de fourrages moisis sur l'économie dans le développement des maladies pernicieuses.

Signé : POIRAULT.

Pour ne pas reproduire les nombreux faits, très-saisissants, détaillés dans une grande quantité de lettres de ce genre, je me bornerai à dire que M. Samson, un des écrivains les plus distingués de la médecine vétérinaire, a rapporté plusieurs cas d'intoxication cryptogamique par l'usage des fourrages moisis, auxquels il attribue les ulcérations de la muqueuse dans la diathèse typhoïde abdominale; en cela il est parfaitement d'accord avec nos principes.

Cet habile publiciste, dont les écrits ne se recommandent pas moins par la solidité du raisonnement que par l'élégance du style, a également constaté, par ses judicieuses observations, l'influence décisive de la nature des terrains (notamment l'essence argileuse) sur le développement de certaines maladies, et, en homme foncièrement impartial et dévoué à la science, il nous reconnaît dans ces questions une priorité que, du reste, dit-il, personne ne peut contester.

« Ce qu'avance M. Plasse repose sur trente années d'observations, ajoute M. Samson, et des idées qui se présentent avec un bagage de faits si considérable, méritent d'être prises en sérieuse considération ; surtout, comme c'est le cas, si elles ont pour elles la bonne et saine physiologie (1). »

Le voile que jette sur nos ouvrages la commission qui a fait le rapport du 13 novembre 1856, dont il ne reste plus en opposition qu'un membre, a enveloppé nos autres découvertes et a relégué bien des travaux dans nos cartons :

1° Un traité de pathologie dont on trouvera un extrait dans notre brochure intitulée les *Miasmes et les Cryptogames;*

2° Un traité sur les haras, basé sur les propositions suivantes :

1° Croiser les races, c'est détériorer ; c'est troubler la nature dans sa suprême harmonie. Hors du sol natal, elle a une seconde lutte à soutenir; comme chez elle par les denrées importées ;

2° Acclimater au lieu de croiser;

3° Croiser par le cheval anglais constitue pour nos races une direction non moins erronée que ne le serait l'alliance du lévrier avec nos autres races de chien;

4° Pour grossir ou grandir une race, il faut grossir ou grandir les denrées sur pied par la culture;

5° Les races pures profitent et engraissent plus rapidement que les métis;

6° La distinction des formes s'obtient par le confortable, la stabulation, le pansement, les couvertures et un régime réglé, substantiel et serré.

L'homme s'annoblit ainsi physiquement (s'aplatit), par les habitudes de salon, par l'aisance traditionnelle, conséquences des priviléges héréditaires;

7° Le praticien, dépourvu de la science spéciale, n'est pas, hors de sa localité, apte à diriger le perfectionnement des races, et nul ne peut faire réussir celles d'une nation entière, s'il ne joint la pratique à cette même science;

8° Nos haras, nos dépôts, c'est le chaos qui peut devenir irréparable.

9° Nos races de bœufs, si uniformes, sont menacées du même sort par les races anglaises.

10° L'engraissement stérilise les femelles.

(1) *Recueil de Médecine vétérinaire*, n° d'août 1856.

Niort. — Typographie de Robin et L. Favre.

www.ingramcontent.com/pod-product-compliance
Lightning Source LLC
LaVergne TN
LVHW050513160826
845677LV00003B/1113

* 9 7 8 2 3 2 9 6 3 4 1 6 6 *